PETITS MANUELS

De la Société d'Instruction populaire de Lille

PRÉCEPTES
D'HYGIÈNE POPULAIRE

ET

MÉDECINE DES ACCIDENTS

PAR

E. THOREL

ANCIEN PHARMACIEN

A AVALLON

Ouvrage destiné aux Ouvriers des Villes et des Campagnes.

A LILLE

…ANS, IMPRIMEUR-LIBRAIRE, ÉDITEUR,

…T CHEZ TOUS LES LIBRAIRES.

PETITS MANUELS

la Société d'Instruction populaire de Lille

PRÉCEPTES
'HYGIÈNE POPULAIRE

ET

MÉDECINE DES ACCIDENTS

PAR

E. THOREL

ANCIEN PHARMACIEN

A AVALLON

uvrage destiné aux Ouvriers des Villes et des Campagnes.

A LILLE

Chez tous les Libraires.

1865

AVIS.

Ceux de nos lecteurs qui désireront plus de développements sur les questions abordées dans ce petit volume, pourront se procurer l'excellent traité d'**Hygiène populaire** de M. THOREL, qui, par dévouement aux intérêts des ouvriers, nous a permis d'extraire de son livre la presque totalité des matières réunies dans celui-ci.

E. BERNOT,

Directeur de l'École industrielle de Lille.

NOTA. On remarquera que la rédaction concise de ce petit livre, a permis d'y faire entrer toutes les questions relatives à l'hygiène, et qu'il contient la matière d'un volume plus apparent. Il fallait avant tout qu'on pût le vendre bon marché.

H.

NOTIONS SOMMAIRES

SUR LA PHYSIOLOGIE DU CORPS HUMAIN COMME PRÉPARATION A L'ÉTUDE DE L'HYGIÈNE.

Nous distinguerons dans le corps humain : le squelette, les muscles, les nerfs et les sens, l'appareil digestif, enfin, l'appareil de la respiration et de la circulation du sang.

Le squelette est la charpente osseuse du corps; il maintient les membres dans leur position relative. Les pièces qui le composent sont fixes ou mobiles. Les articulations mobiles sont tapissées d'une membrane qui en adoucit le frottement et des ligaments servent à les consolider. Les blessures qui atteignent jusqu'aux os sont dangereuses et le contact de l'air y produit rapidement de graves désordres. Les mouvements *forcés* des ligaments produisent les *entorses* qui ne guérissent que lentement et par un repos absolu. Lorsqu'un os est sorti de son articulation, il y a *luxation;* on dit alors que le membre est démis. Plus on se hâtera de remettre les os à leur place, moins il y aura danger d'inflammation et plus la guérison sera prompte. La *fracture* d'un os ne peut se guérir que par un repos qui permet aux parties rapprochées de se souder entre elles.

Les muscles donnent le mouvement aux membres. Ils s'attachent aux articulations et s'allongent ou se contractent, selon les mouvements à effectuer. Il y a gêne et malaise lorsque des muscles restent trop longtemps en position fixe, comme dans l'attitude des tailleurs, des cordonniers, etc., et comme il arrive souvent durant le sommeil.

Les nerfs partent du cerveau et transmettent dans tout le corps l'action de la volonté. C'est par les nerfs également que les impressions éprouvées dans les membres ou perçues par les organes des sens sont transmises au cerveau.

L'appareil digestif sert à transformer les aliments en substances destinées à réparer les forces dépensées et à entretenir la vie.

Les aliments divisés par les dents et imprégnés de la salive nécessaire, passent dans l'estomac où ils séjournent de 3 à 5 heures.

Les parois de l'estomac secrètent le suc gastrique qui commence la décomposition et la transformation d'une partie des aliments, laquelle se continue dans les intestins par l'action de la bile et du suc pancréatique.

Les matières nutritives sont absorbées durant le trajet de la digestion par de petits vaisseaux et par les veines, passant à travers le foie, pour être déversées dans la masse du sang et porter à toutes les parties du corps des élément nouveaux à la place de ceux qui sont usés et rejetés.

Par la circulation et la respiration, le sang venant des *veines*, après avoir reçu la partie assimilable des aliments, passe au cœur qui le lance dans les poumons où il est mis en contact avec l'air respiré et où il prend, avec la couleur rouge vif, les qualités propres à la vie. Des poumons, le sang rouge revient au cœur d'où il est porté par les *artères*, dans toutes les parties du corps.

Les veines portent un sang noir ; on les voit à travers la peau. Les artères sont à l'intérieur des membres protégées contre des atteintes dont l'effet est toujours très-dangereux, faute de soins. La blessure d'une artère amènerait promptement la mort, si l'on ne pouvait en faire la ligature.

Le cœur d'où part ce mouvement, dont le secret n'appartient qu'à Dieu, est le plus admirable de tant d'organes si merveilleusement disposés. Ce sont ses battements que l'on entend dans les oreilles, que l'on sent au bout des doigts, au *pouls*, qui impriment ce mouvement que le froid, l'absence de nourriture ou d'air vicié ralentissent ; que la chaleur, l'air pur et les aliments activent. La forme des poumons est connue.

L'oxigène de l'air en se combinant avec le carbone qu'apporte le sang et qui vient des graisses et des spiritueux, forme de l'acide carbonique rejeté au dehors avec cette vapeur d'eau, visible en hiver, et qui est un produit de la combinaison de l'oxigène et de l'hydrogène. — Ces combinaisons sont une véritable combustion et ces opérations chimiques, en même temps qu'elles donnent aux substances alimentaires et au sang, les qualités voulues, développent la chaleur animale. Voilà pourquoi on éprouve d'autant plus le besoin d'aliments que le temps est plus froid. Le travail étant aussi une dépense de chaleur ou de force, oblige à une plus grande alimentation.

La nature a abrité, autant que possible, ces organes essentiels à la vie et ils fonctionnent sans l'action directe de notre volonté. Nous devrions un grand respect à leurs fonctions quand même notre intérêt ne l'exigerait pas. Les émotions fréquentes, les agitations, les violences, l'abus des aliments et surtout des boissons atteignent toujours gravement le cœur et l'estomac. La flamme qui brûle tropt vite use bientôt le flambeau. Les substances irritantes, les poussières, les gaz qui entrent dans les poumons y apportent des poisons plus ou moins lents et nuisent toujours à l'action indispensable de l'air pur.

Il y a entre les organes intérieurs et la peau, une relation remarquable. La peau a aussi pour fonctions essentielles d'absorber les gaz et de rejeter par la transpiration une quantité considérable de matières impropres à la vie. Si par l'effet de la malpropreté ou du refroidissement les fonctions de la peau sont suspendues, celles des organes intérieurs sont exagérées et il en résulte des inflammations prenant des noms divers selon les organes qu'elles affectent et dont les plus communes sont le rhume, la bronchite, la fluxion de poitrine, la pleurésie, pour les organes respiratoires, la diarrhée, et les embarras gastriques pour les organes de la digestion.

Définition et utilité de l'Hygiène.

Le plus grand trésor de l'homme, et surtout du travailleur, c'est la santé.

La science qui la répare, quand elle est compromise, c'est la médecine ; la science qui nous enseigne les moyens de la conserver, c'est l'hygiène.

Le Créateur, en nous donnant la vie, nous a donné en même temps les moyens de la conserver; ces moyens, l'hygiène les signale et nous indique l'emploi qu'il en faut faire.

Deux sortes de causes attaquent sans cesse la la santé : 1° Les causes morales qui se trouvent dans nos passions ; 2° les causes physiques, dans les agents hostiles et les influences mauvaises qui nous entourent, ou même vivent en nous.

Les passions: la paresse et ses filles, la débauche et l'ivrognerie, le jeu, la colère, la jalousie, l'envie, l'orgueil, la haine, etc., ont toujours pour effet certain et définitif l'abrutissement, la décadence du corps et de l'âme, la maladie et le malheur.

De tous les moyens qui concourent à maintenir et à fortifier la santé : le contentement de l'âme, et l'amour du travail, sont les plus puissants. Le travail a de plus l'avantage de développer l'intelligence et de prévenir le vice.

Les influences auxquelles nous sommes soumis se trouvent dans les habitudes, le genre de vie, les changements que chaque âge apporte avec lui ; elles se trouvent encore dans l'air, la nourriture, les vêtements, les habitations.

Ces agents, qu'ils soient en nous ou au-dehors, parmi les choses qui nous environnent, peuvent troubler la santé et amener la maladie.

La religion enseigne à reconnaître, à écarter les *causes morales* de nos maladies. Elle seule peut calmer les passions, adoucir le mal dès sa source. L'hygiène s'occupe des *causes physiques* surtout, et c'est ce dont il s'agit dans les chapitres suivants.

I. — Santé, Maladie, Convalescence.

Notre corps est soumis à des lois d'équilibre qui ne peuvent être rompues sans que notre santé s'en trouve immédiatement compromise. L'accord et la marche régulière de nos fonctions, c'est la santé, le dérangement de ces mêmes fonctions c'est la maladie ; la tendance de ces fonctions à se rétablir, c'est la convalescence.

Sachons donc bien que si nous laissons un dérangement quelconque survenir, nous aurons nous-mêmes créé notre mal.

DE LA SANTÉ.

La santé vaut un trésor, ancienne et incontestable maxime ; comment se fait-il qu'elle ne soit pas mieux comprise?

La santé est détruite par les excès, par les abus, par le manque du nécessaire.

L'excès, c'est user d'une chose au-delà de nos besoins. Pour que les jouissances n'amènent pas le dégoût, la fatigue et la maladie, arrêtez-vous avant la satiété et au moment où le besoin satisfait ne laisse après lui qu'un sentiment de bien être.

L'abus, c'est mal user ou user mal-à-propos d'une chose ; celui qui travaille trop-longtemps sans repos, celui qui lève un poids trop lourd, fait un abus de ses forces et compromet sa vie.

De tous les excès, ceux du boire et du manger sont les plus fréquents et les plus dangereux. L'irrégularité de la vie use rapidement la santé.

L'excès d'abstinence produit d'aussi tristes

effets; il faut à celui qui travaille une nourriture fortifiante et assez abondante.

L'habitude est une seconde nature, dit le proverbe ; ce n'est pas toujours vrai, aussi faut-il tout faire pour éviter d'en contracter de mauvaises ou même d'inutiles.

Il ne faut pas croire, parce qu'on s'est habitué à faire usage de l'eau-de-vie, par exemple, qu'elle ne fait pas de mal. Pourquoi l'ivrogne n'a-t-il pas d'appétit ? Pourquoi voit-on chez lui le tremblement, la faiblesse, les inflammations d'estomac et des intestins, les actes de folie, succéder à ses débauches ? Pourquoi tant de crimes, de suicides ?

La soupe, le matin, avant d'aller au travail, vaut infiniment mieux qu'un verre d'eau-de-vie.

L'habitude du tabac est dangereuse et dispendieuse ; elle engourdit l'esprit et le corps. Les fumeurs, devraient savoir qu'ils s'empoisonnent lentement et ôtent le pain à leurs enfants.

C'est de dix à quinze ans environ que les habitudes se contractent. Les parents oublient trop que c'est à cet âge surtout qu'ils doivent veiller sur leurs enfants, dont l'honneur et la vie peuvent se perdre par une mauvaise habitude.

Tout ce qui n'est pas nécessaire à nos besoins peut être nuisible. Résistons aux entraînements de l'exemple, à la sensualité, à la vanité.

Si par malheur vous contractez une mauvaise habitude, ne dites pas : Je ne puis m'en corriger. Vous ne raisonnez ainsi que parce qu'elle flatte votre passion.

Si, malgré les secours que les ouvriers des villes

ont à leur disposition, la mortalité y est plus grande qu'à la campagne, il faut en chercher la cause dans leur inconduite et leur genre de vie.

Faites un usage modéré du travail, des aliments, des boissons et des plaisirs, c'est un des plus sûrs moyens pour conserver sa santé. Pratiquez et étendez cette vieille maxime :

Pour se bien porter
Il faut sur son appétit demeurer.

La santé une fois délabrée par l'inconduite ne se rétablit jamais.

DE LA MALADIE.

On ne peut nier l'influence de la constitution et des tempéraments dans les maladies. Avec une bonne constitution, évitez les causes qui pourraient l'affaiblir ; avec une mauvaise, prenez des précautions pour la fortifier.

S'il survient un dérangement, quel qu'il soit, faites-y attention. Une indisposition se déclare-t-elle ; mettez-vous au lit et à la diète.

Si l'appétit manque, si la bouche est amère et pâteuse, l'estomac et les intestins sont en mauvais état ; ne mangez pas du tout.

Dans le début d'une maladie, ne buvez jamais ni vin chaud, ni eau-de-vie brûlée, ni liqueurs fortes. Ces boissons sont la cause d'inflammations toujours dangereuses dans le début d'une maladie.

Si après la nuit passée l'indisposition s'aggrave ou continue, envoyez chercher le médecin.

La cause de l'insuccès de la médecine, vient

souvent : 1° de ce que les prescriptions du médecin ne sont pas régulièrement exécutées ; 2° de ce que les malades manquent de soins et de secours ; 3° de ce que des commères empêchent le traitement, ou ne le font faire qu'à moitié ou en recommandant un autre.

Conformez-vous en tous points aux prescriptions du médecin ; n'obéissez qu'à lui ou aux ordres qu'il a donnés et s'il arrive malheur vous n'aurez rien à vous reprocher.

L'ouvrier, en se livrant à un travail modéré, se porte mieux que l'homme inoccupé, s'il a une bonne nourriture et prend quelques précautions.

Cependant le travail des champs, dans les grandes chaleurs, le travail continu dans les ateliers privés d'air, occasionnent bien des maladies.

Dans les grandes chaleurs l'excès de boisson, entre les repas, est une cause fréquente de maladie. Lorsque vous ne pouvez faire autrement, buvez de l'eau ni trop chaude ni trop froide, lentement et à petites gorgées ; mangez une bouchée de pain, ajoutez au liquide du vinaigre, du citron ou de l'eau-de-vie, un peu de café.

Pour empêcher la sécheresse de la gorge, tenez à la bouche quelque chose, un brin d'herbe, de paille fraîche, une cigarette camphrée.

Puisque nous parlons de camphre, n'en mangez jamais ; pris à l'intérieur, en trop grande quantité, c'est un poison.

Les temps humides sont plus à craindre pour l'ouvrier que les froids les plus rigoureux ; s'il est pourtant d'une constitution faible, le froid même doit être évité.

Si vous êtes surpris par la pluie étant en sueur et que vous restiez inactif, changez de linge ; s'il fait froid, débarrassez-vous plus vite encore de votre chemise mouillée.

S'il fait chaud et si vous continuez un travail manuel, vous pouvez rester mouillé pendant la durée de ce travail ; les mouvements des membres entretiennent la chaleur et aident à sécher le linge.

Celui qui travaille supporte beaucoup mieux le froid que la chaleur : toutes les fonctions marchent bien, l'appétit est meilleur.

L'ouvrier, qu'il soit dehors ou enfermé, doit toujours mettre ses habits en quittant le travail. Rien n'est dangereux comme de s'exposer découvert à l'air froid, étant inactif et en sueur ; les maladies inflammatoires ou catharrales en sont souvent la suite.

Les individus faibles de complection sont condamnés encore à plus de précautions ; ils doivent s'observer s'il veulent prolonger leur existence.

L'indisposition ou la maladie n'arrivent pas sans malaise, sans une espèce d'avertissement ; c'est à cet avertissement qu'il faut faire attention.

Chaque maladie est due à une cause particulière qu'il faut connaître pour s'en préserver.

Les rhumes les plus simples ne doivent pas être négligés, parce qu'ils se terminent souvent par une fluxion de poitrine, par un catharre, par une phthisie pulmonaire.

La fluxion de poitrine et la pleurésie surviennent ordinairement quand on boit de l'eau très-froide, ou qu'on s'expose au froid étant en sueur ; les douleurs, ou points de côté, en sont un des signes les plus certains. Ces maladies demandent sans retard le médecin.

La gastrite ou inflammation de l'estomac, peut devenir dangereuse parce qu'elle est trop négligée à la campagne et parmi les ouvriers, étant supportable dans le commencement. Elle est presque toujours la suite d'une irritation prolongée de l'estomac et provoquée par l'usage de boissons fortes ou glacées.

La maladie de poitrine est toujours grave ; on ne saurait trop prendre de précautions pour s'en préserver ; car, arrivée à un certain degré, elle se guérit difficilement. On voit fréquemment la phtisie se déclarer chez les jeunes filles trop sédentaires, à la suite des pâles couleurs.

Les fièvres intermittentes ou d'accès, sont à craindre par leur durée souvent fort longues ; dans la plupart des cas, la négligence, une économie mal entendue en sont la cause.

Il ne faut pas confondre la migraine avec le mal de tête qui se fait sentir au début d'une maladie. Les vomissements, qui en sont un des caractères, calment la douleur. L'eau fraîche en compresses sur la tête et autour du cou réussit bien.

L'indigestion provient ou de boissons et d'aliments pris en excès, ou d'une mauvaise disposition de l'estomac ; le dégoût peut la déterminer aussi. Au premier malaise il faut cesser de manger ou de boire et prendre quelques tasses de thé.

Les hémorragies nasales ou écoulements de sang

par le nez ne sont pas à craindre si les individus sont forts ; sont-ils faibles, au contraire, elles deviennent graves si l'écoulement est souvent répété. Pour l'arrêter on applique sur le front des compresses d'eau glacée ou d'éther ; on réussit mieux en mettant dans les narines un tampon de charpie trempée dans une décoction d'écorce de chêne.

Ne négligez pas les maladies d'yeux, les blessures ; une inflammation produite par une cause quelconque entraine souvent la perte d'un œil.

Les hémorroïdes sont de petites grosseurs ou tumeurs qui se montrent au pourtour de l'anus (fondement). Regardées autrefois comme salutaires, elles sont considérées aujourd'hui comme une infirmité ; c'est pour cela qu'il faut essayer de s'en débarrasser aussitôt qu'elles apparaissent.

Les rétentions d'urine produisent toujours de graves accidents. Satisfaites au besoin d'uriner toutes les fois qu'il se fait sentir ; ne vous retenez pas trop longtemps, c'est une des causes qui les déterminent le plus souvent.

Les hernies, appelées aussi efforts ou descentes, très-nombreuses parmi les ouvriers de la campagne, nécessitent, aussitôt leur apparition, l'emploi d'un bandage à ressort. La négligence à cet égard peut avoir les résultats les plus terribles. Faites bien attention, lorsque vous levez ou que vous portez quelque chose de lourd, que le corps s'appuie bien sur les deux jambes et sans trop les écarter. Chez les enfants, les hernies disparaissent si on a le soin de leur faire porter un bandage pendant deux ou trois ans.

Les maladies contagieuses sont celles qui se transmettent d'une personne à une autre, soit à distance, soit par le contact. Les plus communes sont : la gale, la teigne, les maladies secrètes, la rage, le charbon, la morve, le farcin.

La plupart des maladies sont guérissables, pourvu qu'on s'y prenne à temps ; mettons-nous donc en garde contre toutes les indispositions, parce qu'elles peuvent devenir graves.

N'écoutez pas tous ces guérisseurs à bon marché ; mettez-vous en garde contre ces remèdes qui s'annoncent avec la prétention de tout guérir, contre ces remèdes de bonnes femmes, surtout, qui ne peuvent que prolonger le mal quand ils ne l'augmentent pas.

Le chagrin exerce une fâcheuse influence sur la marche et la durée des maladies. De la fermeté dans les peines, du courage dans les revers, car la tranquilité de l'esprit est indispensable pour une prompte guérison.

DE LA CONVALESCENCE.

Après la maladie toutes les fonctions cherchent à se remettre en équilibre et à marcher régulièrement ; ce moment, c'est la convalescence.

Il est rare que le convalescent abandonné à lui-même ne fasse pas quelque imprudence. Ces imprudences amènent une rechute souvent plus grave que la maladie, parce que le corps, déjà affaibli, n'a plus assez de force pour un acte ordinaire.

Ne laissez pas le malade seul dans les premiers

jours de la convalescence ; il mangera ou boira tout ce qu'il trouvera sous la main.

Commencez par lui donner un peu de bouillon ; s'il le supporte bien , un œuf à la coque et un peu de vin ; puis un peu de volaille.

Si, au contraire, la bouche est mauvaise, si le dévoiement survient, remettez-le à la diète, parce qu'il retomberait malade. Donnez-lui de temps en temps une tasse de thé léger ou de camomille.

Dans tous les cas, consultez le médecin pour lui donner à manger, consultez-le encore si la convalescence est trop longue.

Le convalescent demande beaucoup de soins. Changez-le souvent de linge, ouvrez les fenêtres dans le milieu du jour pour changer l'air. Ne laissez jamais rien de sale dans la chambre. Ne fermez pas les rideaux du lit. Exposez au soleil les draps et matelas ; battez-lez fréquemment.

Le convalescent commencera par rester quelques heures levé, puis, si ses forces reviennent vite, il sortira un peu dans l'après-midi. Enfin il reprendra peu à peu son travail, en ayant la précaution d'essayer ses forces par degrés.

Repris doucement et à propos, le travail ramène l'appétit ; repris trop tôt et trop fort, il amène une rechute. Toutes les fois que les battements du cœur sont violents et que la sueur coule avec abondance. il faut se méfier.

La convalescence est plus longue chez les vieillards que chez les jeunes gens ; d'un autre côté, certaines maladies laissent après elles une faiblesse qui retarde le retour à la santé. Il y a encore l'en nui, la maladie du pays, lorsqu'on est éloigné de chez soi ; dans ce cas le retour dans la famille est souvent nécessaire, au moins temporairement.

Encore une fois, ménagez les convalescents, adoucissez leur impatience, satisfaites leurs légers caprices, s'ils ne peuvent leur faire de mal.

CONNAISSANCES INDISPENSABLES POUR SOIGNER UN MALADE.

Pour bien soigner un malade, il faut certaines connaissances que n'ont pas la plupart des ménagères de la campagne : la préparation des tisanes, cataplasmes, sinapismes, bains de pieds, etc., etc., l'application des sangsues, des vésicatoires, etc., toutes ces choses sont utiles à savoir.

Avant de supprimer un vésicatoire ou un cautère, il faut se purger, c'est une mesure de prudence indispensable. Il est également dangereux de faire passer des dartres sans cette précaution.

Beaucoup de personnes ne veulent pas se laisser faire un cautère, croyant qu'on ne peut le supprimer. Pourquoi ne pourrait-on le supprimer, si la maladie pour laquelle il a été établi est guérie?

Ne vous servez jamais de sangsues ayant servi à des étrangers, car elles peuvent avoir été appliquées sur un mauvais mal et ne pas être saines.

Gardez-vous bien d'abuser des purgatifs ; si vous en faites usage tous les jours, il finiraient par ne produire aucun effet. La diète et les viandes blanches les remplaceront avantageusement.

On ne saurait trop recommander aux personnes qui soignent les malades de faire attention en donnant les remèdes ; une erreur peut avoir les plus funestes conséquences.

II. — Des Ages.

La vie se divise en quatre âges ; chacun a ses besoins particuliers qu'il faut satisfaire, de même qu'il a ses maladies qu'il faut essayer de prévenir.

DE L'ENFANCE.

L'enfant en sortant du sein de sa mère, demande beaucoup de soins. Enveloppez-le immédiatement de linge moelleux et chauds ; ensuite nettoyez son corps sale et gras en le frottant d'abord avec un peu d'huile ou de beurre ; puis, lavez-le avec une éponge ou un linge fin imbibé d'eau tiède. Tenez-le chaudement et évitez les courants d'air.

En lui faisant sa toilette, on aura soin d'envelopper le cordon d'un linge huilé et de le soutenir à l'aide d'une bande assez large et pas trop serrée.

La nourriture que va recevoir l'enfant est pour lui la chose la plus importante. Sa force, sa santé, dépendront des premiers soins qu'il recevra.

La mère doit nourrir son enfant, à moins qu'elle ne soit affectée de maladies transmissibles ou qu'elle n'exerce une profession malsaine. Le plus grand nombre des femmes ne savent pas qu'en voulant se soustraire à cet ennui elles exposent l'enfant à des soins insuffisants.

Il y a plusieurs inconvénients à prendre une

nourrice : le lait peut être trop vieux, quelquefois peu abondant et souvent d'une mauvaise qualité.

Le lait est-il trop vieux ? il est d'une difficile digestion ; pas assez abondant? l'enfant dépérit ; mauvais? c'est encore pis ; dans ce dernier cas l'enfant meurt étique. Pour être bon il ne doit pas avoir plus de six mois et être assez épais pour se tenir en gouttelettes sur un miroir penché un peu.

Un autre inconvénient plus grave est la grossesse des nourrices ; si elles ne cessent de donner leur lait aussitôt qu'elles s'apperçoivent de leur état, le petit malheureux s'en relèvera difficilement.

Dans le cas de grossesse doit-on sevrer l'enfant ou le changer de nourrice ? S'il a cinq ou six mois, s'il est fort, sevrez-le.

L'enfant doit être mis en nourrice de préférence à la campagne, dans un bon ménage, aisé, rangé et d'accord ; chez une femme douce, honnête, saine et se portant bien.

L'allaitement naturel peut être remplacé par l'allaitement artificiel, c'est-à-dire qu'on peut nourrir un enfant avec du lait de vache ou autre. Seulement comme le lait de vache est plus fort que celui de la femme il doit être coupé avec une décoction de gruau ou de mie de pain.

On lui donne ce lait, ni trop chaud, ni trop froid, dans une petite fiole avec une éponge, ou, ce qui vaut mieux, avec un biberon.

Les mouvements et les cris de l'enfant indiquent qu'il faut lui donner à têter ; ne l'habituez pas à têter à chaque instant, surtout la nuit, parce que la perte du sommeil rendrait votre lait mauvais.

Ne lui donnez pas à têter étant en sueur ; reposez-vous un instant avant de lui donner le sein: le lait, ainsi échauffé, donne des coliques ; il produit le même effet si vous êtes en colère ou si vous avez été contrariée.

Le sevrage doit avoir lieu de douze à quinze mois ; il doit s'opérer petit à petit et non brusquement. N'attendez pas plus tard ; l'enfant affaiblirait sa nourrice tout en souffrant lui-même. Pour qu'il ne s'aperçoive pas trop du sevrage, il faut l'habituer à manger de bonne heure, non pas de la bouillie, elle est trop indigeste, mais de la panade ou de la semoule et des potages au lait.

L'enfant ne peut avoir comme l'homme des repas réglés, parce que le travail de la digestion se fait plus vite. Peu et souvent.

A trois ou quatre ans la nourriture doit être plus substantielle; le sel est bon pour eux ; habituez-les à manger comme vous, de la viande et des légumes ; point de sucreries, de friandises qui les échauffent et délabrent leur estomac.

La manière d'emmailloter les enfants est souvent si mauvaise qu'ils peuvent en être estropiés. Serrés dans leur maillot, ils ne peuvent faire aucun mouvement. La preuve qu'ils souffrent ainsi garottés, c'est qu'ils sourient lorsqu'ils en sont débarrassés, et remuent les jambes avec délices.

Il ne faudrait jamais se servir d'épingles; leurs cris viennent de leurs piqûres. Pourquoi ne pas les mettre dans une espèce de sac attaché avec des cordons ou des bretelles?

C'est une mauvaise habitude de bercer les enfants ; encore plus mauvaise de les endormir sur ses genoux, leur cerveau en reçoit des secousses dangereuses. Jusqu'à trois ou quatre ans il faut les coucher dans le milieu du jour, surtout en été.

On a reconnu le danger des lisières pour soutenir les enfants. Il y a danger à les tenir toujours par la main, à les soulever par les bras, par la tête. Laissez-les plutôt se rouler par terre ; les essais qu'ils font pour se lever leur donnent de la force. Tenez-les peu sur les bras.

Mis trop jeunes dans un chariot, ils traînent les pieds, n'ayant pas la force de se soutenir, et leurs jambes se déforment ; plus tard c'est un bon moyen quand on ne peut les surveiller.

Ne craignez pas de mettre votre enfant sur un lit dur ; rejetez les lits de plumes ; le crin et les balles ou paille d'avoine valent mieux. Ne les chargez pas trop de couvertures ; ce poids rend leur sommeil agité et provoque les sueurs.

L'habillement des enfants doit être léger. Les charger de flanelle, les emmailloter de la tête aux pieds, c'est les exposer aux rhumes, coqueluches, etc., etc. A partir de trois ou quatre ans, mettez-leur des sabots en hiver par les temps humides.

C'est une bonne habitude de les laisser la tête nue, excepté au soleil d'été ; les cheveux poussent mieux ; les congestions du cerveau, si fréquentes chez eux, seront plus rares.

Les passions se développent dès le plus jeune âge ; on a vu des enfants mourir de jalousie. Que les parents agissent avec circonspection dans les caresses et les punitions. Point de ces préférences qui les aigrissent.

Ne racontez jamais devant eux ces contes de voleurs et de revenants. Ne les effrayez pas, en les menaçant du loup-garou ou de toute autre chose qu'ils ne connaissent pas. Ces frayeurs rendent leur caractère peureux et timide.

L'éducation du premier âge doit être faite par le père et par la mère. Le caractère de l'enfant se forme d'après ce qu'il voit, d'après ce qu'il entend ; curieux, il questionne et veut voir ; mettez donc de la prudence dans vos paroles et dans vos gestes. Point de disputes, point de gros mots.

Leur éducation doit être religieuse. On ne peut nier son influence salutaire sur la jeunesse ; plus tard, elle peut les arrêter devant le crime.

C'est un devoir sacré pour les parents de donner de l'instruction à leurs enfants. Sacrifiez donc un peu l'intérêt au devoir et croyez qu'ils vous sauront gré de ce sacrifice.

Rien n'est plus funeste à l'enfance que le travail assidu dans des endroits humides, sombres, encombrés et privés d'air ; c'est aux parents à veiller à cela, soit qu'ils travaillent ou qu'ils aillent à l'école, il leur faut trois ou quatre heures de récréation dans le milieu du jour. Le travail des champs leur est toujours plus favorable. Ne faites pas coucher ensemble les enfants de différents sexes à partir de six à sept ans.

Les filles et les garçons ne devraient jamais travailler ensemble dans les ateliers : c'est une des causes les plus puissantes d'immoralité.

MALADIES DES ENFANTS.

L'enfance est exposée à beaucoup de maladies.

L'époque de la dentition ne se passe pas sans difficultés ; tantôt ce sont des convulsions, des fièvres ou un dévoiement opiniâtre. Moins de nourriture et un régime rafraîchissant est celui qui convient alors.

Le croup doit être regardé comme l'affection la plus dangereuse pour l'enfant. Le soir il est bien portant; le lendemain matin il peut être mort. Il est pris par une toux suffocante, sonore et sifflante ; à ces premiers signes appelez le médecin, ou, s'il est éloigné, donnez à l'enfant du sirop d'ipéca, et, à défaut de vomitifs, de l'eau tiède en chatouillant la gorge.

Avant la découverte de la vaccine, la petite vérole dépeuplait des villages entiers. N'écoutez pas les commères ; faites vacciner vos enfants. Si, plus tard, ils ont la petite vérole, ce qui est rare, elle sera légère et sans danger.

La rougeole, bien moins dangereuse, demande les mêmes soins. Ainsi que pour la petite vérole, ne les couvrez pas trop et ne leur donnez pas de vin.

La coqueluche, quoiqu'offrant peu de danger, les incommode beaucoup. Pour qu'ils soient plus tranquilles la nuit, il ne faut pas leur donner à manger en les couchant. Si la toux persiste et dure longtemps, le meilleur remède est de les changer d'air et même de localité.

La cause des convulsions n'est pas trop connue. C'est une des maladies les plus effrayantes et en même temps les plus difficiles à prévenir. Quelques sangsues et des calmants sont les seuls moyens à employer.

Les enfants ont beaucoup de vers et il en résulte quelquefois des accidents graves; comme les vermifuges, pour la plupart, ne peuvent faire de mal, on peut leur en faire prendre souvent. Le dégoût ou le grand appétit, ainsi que les démangeaisons du nez, sont des signes peu sûrs. L'amaigrissement, malgré un fort appétit, est un indice plus certain.

Le muguet se montre sous la forme de boutons sur la langue et dans la bouche; ils se réunissent en plaques blanches et couenneuses. C'est toujours une affection dangereuse.

Les aphthes, bien moins dangereux, ne peuvent être confondus avec le muguet. Il se forme bien des petits boutons, mais ils ne se réunissent pas, et, au lieu d'être blancs, ils sont rouges.

Il n'y a guère que les enfants à tempérament faible qui soient scrofuleux. Quand les scrofules ne sont pas héréditaires, une nourriture mauvaise et insuffisante, l'action du froid humide et le manque de soins sont des causes prédisposantes.

La gourme est un écoulement d'humeurs salutaires, qui vient sous la forme de croûtes jaunâtres à la figure des enfants gros et gras. Ne cherchez pas à les faire sécher brusquement.

Si aprés une frayeur, la nourrice ne fait pas tirer son lait, l'enfant aura des croûtes qui dureront jusqu'à ce qu'on le sèvre. Gardez-vous encore des remèdes de bonnes femmes.

DU JEUNE GARÇON.

L'âge de la puberté amène chez le jeune garçon un développement de forces qui demandent des soins et une bonne nourriture.

Donnez-lui de la viande au moins une fois par jour, si vous ne pouvez lui en donner deux fois ; c'est la nourriture par excellence.

Ne lui laissez pas boire de vin ni de cidre purs et encore moins d'eau-de-vie. Rien n'est plus funeste aux jeunes gens que les liqueurs fortes ; c'est un poison pour eux.

L'exercice est bon à tout âge ; il est une nécessité dans l'enfance et l'adolescence. Il augmente l'appétit, active la digestion et rend les membres plus forts.

L'exercice ne doit pas être le même pour l'ouvrier des villes que pour celui de la campagne ; ce dernier, fatigué de ses travaux, est bien aise de se reposer ; qu'il lise de bons livres, il en retirera plus de profit que d'aller au cabaret. Celui qui travaille dans les ateliers doit, au contraire, courir les champs pour respirer l'air pur, et non s'enfermer dans l'air vicié des estaminets.

Celui qui est toute la journée enfermé ne devrait pas se coucher sans faire, pendant une demi-heure ou une heure, une marche forcée ; rien ne prédispose mieux au sommeil.

Les exercices actifs peuvent être dangereux si l'on a trop mangé et si l'on est indisposé.

Si l'enfant et l'adolescent ont besoin d'exercice, ils ont aussi besoin de sommeil ; laissez-les dormir ; après la fatigue, le repos.

En été, durant les fortes chaleurs, une heure de sommeil dans le milieu du jour est une bonne habitude pour l'ouvrier ; c'est une erreur de croire que le sommeil du jour fatigue.

Tout exercice qui donne du mouvement aux membres doit être préféré. La course, la marche, le jeu de balle ou de paume sont les meilleurs. La chasse, la lutte, le saut, peuvent être dangereux.

La danse est nuisible dans les salons encombrés, pleins de poussière et de mauvais air.

Le saut et la lutte, ainsi que les tours de force, où le plus faible veut égaler le plus fort, sont trop souvent la cause d'accidents sérieux.

Les jeunes gens bravent le froid avec une apparente impunité ; mais qu'ils se défient surtout de l'humidité et du passage brusque du chaud au froid, en sortant des bals et des fabriques, avec la peau en moiteur et les vêtements humides. S'ils ne s'en aperçoivent pas sur le moment, ils s'en ressentiront plus tard.

Il leur manque par dessus tout la réflexion et la prévoyance : entraînés par la fougue et l'ardeur des passions, ils s'exposent inutilement et par bravade à des dangers dont ils n'examinent pas la portée, mais dont ils subiront les effets.

N'abandonnez pas à lui-même le jeune garçon ; son inexpérience et sa faiblesse font un devoir aux parents de le soutenir et de le diriger à travers les écueils où, livré à lui-même, il perdra sa santé, son honneur, sa vie.

S'il est abandonné, soyez certains qu'il se laissera entraîner par de mauvais conseils. Il rencontrera ces hommes sans honte et sans honneur, qui, sous le prétexte de l'initier aux plaisirs de la vie, lui enseigneront des principes faux et contraires à la morale.

Et le résultat de ces conseils, c'est la santé perdue, c'est une vie de douleurs. Ce sont plus tard des enfants malades par les fautes de leur père.

Parmi les mauvaises habitudes que les enfants et les jeunes gens peuvent contracter, il en est de fort dangereuses et de déplorables, où leur inexpérience les entraine. Tout vice caché est d'autant plus difficile à détruire qu'il n'exige pas de complices, et qu'il échappe à toute surveillance.

Qu'il réfléchisse bien le jeune homme qui se livre à des habitudes vicieuses; il a devant lui, s'il persiste dans de funestes penchants, une vieillesse précoce et la mort à vingt ans. S'il a la volonté ferme et énergique de s'affranchir de toute funeste passion, il réussira, aidé par la religion.

Que les parents surveillent non-seulement leurs enfants, mais aussi ceux qui les entourent, domestiques ou camarades.

Une des choses les plus importantes de la vie, c'est le choix d'un état. Pour bien faire ce choix, n'ayez point une opinion trop avantageuse de vous-même ; elle vous nuirait plus que vous ne croyez.

Tous les hommes ne peuvent parvenir à la fortune et aux honneurs ; mais presque tous peuvent arriver au bien-être et au bonheur ; ce qui vaut mieux pour la santé.

Souvent trop jeune pour faire ce choix, on se laisse prendre par des apparences flatteuses. Ne dites pas : essayons toujours ; vous perdez votre temps et le goût du travail sérieux.

Ne vous en préoccupez pas trop tôt ; une fois bien fixé, entrez dans la carrière de votre choix, mais avec une persévérance inébranlable, avec la ferme volonté d'arriver.

Êtes-vous indécis ? Gardez la profession paternelle. Restez cultivateur si votre père est cultivateur ; là, du moins, vous aurez l'indépendance. Si votre père est ouvrier, soyez ouvrier ; là, comme ailleurs, honnête et laborieux, vous serez estimé.

Les parents ont aussi le tort, tout en croyant bien faire, d'imposer en quelque sorte à leur enfant trop jeune, une profession selon leur goût à eux. La tristesse, le découragement, le mal du pays en sont souvent la conséquence.

L'état que l'on choisit doit être selon les goûts, les aptitudes et la constitution des individus.

DE LA JEUNE FILLE.

Il appartient aux mères de surveiller le développement des jeunes filles.

Que les lingères, couturières, repasseuses, cuisinières, faibles de poitrine, n'hésitent pas à quitter leur état, si à une toux persistante viennent se joindre les pâles couleurs et les palpitations.

Dans certaines classes de la société, l'instruction des jeunes filles n'est pas en rapport avec ce qu'elles doivent être plus tard. Beaucoup de parents ne reconnaissent pas, et leur fille doit en faire plus tard l'expérience, que, pour une femme la première condition du bonheur c'est d'être préparée à tous les détails d'une maison.

Apprenez à votre fille, quelle que soit sa position de fortune, le travail, l'ordre et l'économie. Ces connaissances procurent un exercice peu fatigant et salutaire à la santé du corps et de l'âme.

Ne la laissez pas dans l'oisiveté; libre et, inoccupée, elle s'adonnera à la coquetterie, à la lecture des romans, dont le moindre inconvénient sera de lui donner une idée fausse de la vie de famille, de la rendre malheureuse.

C'est à la mère à diriger les premiers travaux de sa fille, selon ses besoins, à éloigner d'elle les mauvais livres, les conversations déshonnêtes et tout ce qui tend à éveiller les passions.

Surveillez vos enfants, vous vous épargnerez pour plus tard l'emploi douloureux de votre autorité pour empêcher des liaisons et par suite des alliances auxquelles vous seriez contraint de consentir. Arrêtez sans colère ces rapports innocents d'abord, souvent coupables plus tard.

A la ville, le défaut d'éducation et l'absence de toute surveillance de la mère sont les deux principales causes du luxe, de la coquetterie et souvent de la débauche.

La jeune fille qui va travailler dans les ateliers entend des propos grossiers; chez une maîtresse vertueuse, elle n'aura pas à craindre ces provocations; elle pourra échapper au vice, au crime.

La coquetterie, le désir de plaire et d'être remarquée est un peu dans le caractère de la femme. Avec ses goûts de toilette, poussés à l'excès, ce qu'elle gagne ne peut suffire à ses besoins, et si elle n'a aucun sentiment moral, aucun respect d'elle-même elle se perdra.

On a dit que toutes les ouvrières étaient contraintes à cette dégradation ; c'est une maxime fausse et immorale. Non, rien ne les y oblige. qu'elles le sachent bien toutes. Quelles mettent de côté toute espèce d'envie et de rivalité ; si elles sont courageuses et modestes, elles auront toujours assez de leur gain. Sages et économes, elles trouveront un mari.

DE L'HOMME.

En mettant de côté la prédisposition à telles ou telles maladies, les constitutions faibles, les accidents imprévus, l'homme ne sera malade que par son inconduite et par ses imprudences.

Que l'homme y fasse attention, l'abus du vin, et surtout de l'eau-de-vie, conduisent à l'abrutissement, font perdre la santé et le goût du travail.

L'ouvrier marié et père de famille ne pourrait-il pas se dispenser d'aller au cabaret ? Non, répond-il, c'est notre seule distraction ; cela nous tient lieu des fêtes, des soirées, que l'argent permet au riche. Vous ne comptez donc pour rien ces réunions de familles et d'amis, ces fêtes villageoises ; pouvez-vous comparer au tête-à-tête du cabaret, aux joies brutales de l'ivrogne, ces jouissances si douces.

Plus l'ouvrier est pauvre, plus il va au cabaret, parce qu'il oublie dans l'ivresse sa pauvreté et ses chagrins ; mais à son réveil, son désespoir ne peut qu'augmenter lorsqu'il voit sa famille mourant de froid et de faim.

Parmi les causes qui contribuent le plus au relachement de la vie de famille il faut placer au premier rang l'habitude qu'ont les ouvriers des villes de fêter les lundi, malheureuse habitude pour la santé d'abord, pour le bien-être de la famille ensuite.

La vie de famille est une condition de bien-être et de santé ; elle est plus nécessaire au pauvre qu'au riche. Où trouvera-t-il, si ce n'est dans son ménage, soins affectueux dans ses maladies, vigilance pour son entretien, et par-dessus tout ce contentement qui passe richesse.

Le célibataire abuse trop souvent de plaisirs dont la régularité du mariage empêche l'excès ou les caprices.

LE MARIAGE.

Il corrige les passions fougueuses de la jeunesse et l'influence de la femme arrête souvent l'homme sur le chemin des vices ou des crimes. L'expérience a prouvé qu'on vit plus longtemps dans le mariage que dans le célibat non vertueux.

Celui qui reste garçon ne sera pas plus riche à cinquante ans qu'à vingt ; les cabarets auront pris ses épargnes. S'il augmente ses charges en se mariant, il a au moins une famille qui l'attache à la vie, qui le soigne dans sa vieillesse. Son travail a un noble but et il trouve d'heureux adoucissements dans l'affection de ses enfants.

Si l'ambition de l'homme se bornait à désirer un peu d'aisance, rien ne serait plus légitime. Mais combien sont tourmentés par la soif des honneurs et des richesses! Ne voyons-nous pas des hommes sacrifier jusqu'à leur honneur et leur santé pour la réussite de leurs projets ?

Beaucoup croient que pour arriver à l'aisance, les privations et un travail poussé à l'excès sont les plus sûrs moyens. Qu'ils se détrompent. Il suffit d'un peu de bon sens pour comprendre que nous ne pouvons vivre sans une nourriture suffisante, que nous ne pouvons toujours travailler sans prendre un peu de repos.

Rappelez-vous que vous ne pouvez disposer de votre vie, ni de votre santé ; elles appartiennent à votre famille, à Dieu qui vous en demandera compte. Ne compromettez pas vos forces mal-à-propos. Soyez sobres sans être intéressés. Sachez encore qu'un père peut transmettre à ses enfants certaines maladies, fruit de ses débauches, ou une constitution débilitée par les fatigues et les privations, les excès, etc.

DE LA FEMME.

Ne mariez pas votre fille avant vingt ans ; position brillante, avantages d'argent, que rien ne vous tente; car, jusque-là, quoique formée, elle est trop faible pour remplir les devoirs de la maternité.

Les unions trop précoces conduisent à des excès d'autant plus dangereux que la constitution n'a pas encore atteint son entier développement.

Pour la femme, le mariage est l'acte le plus

sacré de la vie. Mais plus elle y verra de bonheur, plus cruelle sera sa désillusion, si au lieu de ce qu'elle a rêvé, elle va passer sa vie avec un vieillard, un brutal ou un ivrogne.

On ne connait pas assez le danger des unions disproportionnées et mal assorties.

Que la fortune ne soit pas votre seule préoccupation; que vos premières informations portent sur la santé, la conduite, le caractère et le travail. Apportez dans vos projets d'union plus de prudence et surtout plus de franchise, si vous voulez éviter des malheurs irréparables.

Que les parents qui marient un épileptique, un poitrinaire, etc., sachent bien que le mariage aggrave leur position et que les descendants seront frappés des mêmes maux.

Les vieillards, ou ceux qui ont passé la moitié de leur vie dans le libertinage, ne peuvent avoir que des enfants faibles ou infirmes.

Pendant la grossese, la femme doit, plus qu'à toute autre époque, mettre dans sa conduite une régularité et une prudence extrêmes; les émotions, les contrariétés font du mal à l'enfant.

N'apportez aucun changement à votre nourriture, à moins qu'il ne survienne des indispositions, des maux d'estomac; mangez alors plus modérément. Abstenez-vous de vin pur et surtout d'eau-de-vie, car votre enfant en prendrait sa part.

Les femmes enceintes ont souvent des envies bizarres; toutes les fois qu'il n'y a rien à craindre, il faut les satisfaire, pour ôter tout prétexte aux contrariétés ; si vous prévoyez du danger, refusez.

Les fausses-couches, très-fréquentes chez les femmes oisives, s'expliquent assez difficilement. Lorsque les pertes sont suivies de douleurs dans les reins, l'avortement est à craindre. Mettez-vous au lit, restez-y quelques jours et faites le moins de mouvements possibles.

L'accouchement est une terrible épreuve pour la femme ; comment se fait-il alors qu'elle livre sa vie aux mains ignorantes d'une commère.

Si l'accouchement marche bien, la première venue fera autant qu'elle ; mais s'il y a danger, comment le reconnaîtra-t-elle ? Après douze heures, vingt-quatre heures de souffrances, on appellera le médecin, mais il sera trop tard.

Laissez reposer tranquillement la nouvelle accouchée ; ayez soin de mettre sous elle un drap plié et chauffé. Elle peut changer de lit, mais il faut la porter doucement. Changez les linges souvent, la mauvaise odeur est malsaine.

Donner du vin chaud à la nouvelle accouchée est une habitude qu'il importe de combattre. Donnez-lui plutôt une infusion de mélisse, ou de tilleul et de feuilles d'oranger.

Si les femmes de la ville restent trop longtemps au lit, celles de la campagne n'y restent pas assez : on en voit se lever dès le deuxième jour et travailler en s'exposant au froid et à la pluie ; voilà comment les femmes les plus robustes trouvent la mort en peu de jours.

La mère qui ne nourrit pas doit faire diète pendant huit à dix jours à cause de la fièvre de lait.

La mère qui nourrit brave avec moins de danger les indispositions qui suivent l'accouchement. Qu'elle ne change rien à sa nourriture, qu'elle ne mange pas trop salé, qu'elle ne boive ni vin pur ni eau-de-vie, qu'elle évite les contrariétés, les indispositions, qui rendraient le lait mauvais.

Pendant l'allaitement, il arrive assez souvent que les seins se gercent et se crevassent; faites-y attention, il pourrait en résulter des engorgements laiteux qui vous forceraient à cesser de donner à têter. Au moment où les crevasses se forment faites usage d'un bout de sein.

Que la femme fasse attention aux maladies de son sexe; la négligence les rend toutes dangereuses. Quand il s'agit de sa santé, et peut-être de sa vie, on doit mettre de côté la discrétion et la timidité. Les plus dangereuses sont les cancers ou chancres, les maladies de matrice, les hémorrhagies utérines, les flueurs blanches, etc.

Les douleurs, à la suite d'un coup ou d'une chute sur les seins, ne doivent pas être négligées. Ces douleurs sont ordinairement lancinantes et le sein semble comme traversé par le feu. Si vous n'y remédiez à temps, un cancer s'en suivra, puis une opération douloureuse et peut-être la mort.

Que la nourrice, qui va chercher un enfant dans les grandes villes ou aux enfants-trouvés, le fasse examiner sérieusement par un médecin; si malheureusement il n'était pas sain, non-seulement elle gagnerait sa maladie, mais elle la donnerait encore à son mari.

DE LA VIEILLESSE.

La vieillesse s'annonce par un affaiblissement graduel de tous nos organes. C'est alors que l'homme apprécie les bienfaits de la famille. Qui s'intéresserait à lui s'il n'avait des enfants pour lui rendre la fin de sa vie supportable.

Les excès de tout genre sont toujours dangereux, mais surtout dans la vieillesse; l'estomac s'affaiblit, les intestins, trop souvent surexcités, ne fonctionnent plus régulièrement. On croit lui donner de la force en buvant des liqueurs fortes, c'est, au contraire, l'anéantissement qui arrive.

Diminuez votre nourriture si votre appétit diminue. Abandonnez ces habitudes de boire qui n'exaltent votre énergie que pour un moment. S'il est bon de boire un peu de vin pour soutenir les forces, ne le faites qu'avec prudence.

Que les ivrognes le sachent bien. Ceux qui, malgré des habitudes de boisson, sont arrivés à un âge avancé, étaient sains, robustes et d'une constitution exceptionnelle.

L'homme, à cause de son genre de vie plus orageux que celui de sa compagne, est plus exposé qu'elle dans la vieillesse. La goutte, les rétentions d'urine, les rhumatismes, les attaques d'apoplexie et de paralysie, sont les maladies les plus communes à cet âge.

Dans un âge avancé, les fluxions de poitrine et les pleurésies, ainsi que la plupart des maladies sont toujours graves.

Les attaques d'apoplexie et les coups de sang,

si communs dans la vieillesse, sont très à craindre, parce que ces maladies se déclarent avec une telle promptitude que souvent les secours arrivent trop tard.

Aussitôt que vous ressentez un engourdissement dans les membres, un assoupissement et des bouffées de chaleur à la figure, mettez les sangsues à l'anus, ou faites-vous saigner, purgez-vous et buvez peu de vin. L'ivrognerie, les chagrins violents, une nourriture trop abondante sont indiqués comme des causes prédisposantes.

Que l'homme habitué au travail ne le quitte pas tout à coup, qu'il remplace un travail trop fatiguant par un autre qui l'exerce tout en l'amusant. Pour un homme actif, la cessation de tout travail c'est sa mort.

Pour la femme, l'âge critique n'est pas aussi dangereux qu'on le croit généralement.

Elle doit prendre quelques précautions pour passer cette époque sans accidents. Qu'elle ne boive ni vin, ni café à l'eau, ni tisanes échauffantes. Qu'elle prenne de préférence une nourriture douce, qu'elle mène une vie régulière et qu'elle évite les plaisirs.

La mort peut arriver à tout âge; elle est souvent instantanée et vient à la suite d'une chute violente, par la rupture d'une artère ou de la moelle épinière, par l'asphyxie, etc.

La mort par inconduite, celle qui doit causer le plus de regrets, arrive plus lentement, mais elle ne recule jamais. Le corps se décompose, le sang se vicie et l'or comme la science sont impuissants contre elle.

DE L'INFLUENCE DES PROFESSIONS SUR LA DURÉE DE LA VIE ET DES MALADIES OU INDISPOSITIONS QU'ELLES PEUVENT OCCASIONNER.

On ne peut nier l'influence des professions sur la durée de la vie, malgré les efforts tentés pour les rendre inoffensives. Chaque classe de travailleurs a son régime, ses mœurs, ses habitudes, ses maladies. Chaque état a ses inconvénients.

Quelques métiers déterminent des indispositions qui pourraient être évitées, si les ouvriers prenaient plus de précautions et s'ils faisaient ce qu'il faut aussitôt qu'ils s'aperçoivent du mal.

La malpropreté, la négligence, les mauvais vêtements, sont autant de causes déterminantes.

Quel que soit votre état, lavez vos mains à chaque repas, votre figure et vos mains matin et soir. Si vous maniez des substances dangereuses et que vous ne pouviez enlever ce qui y reste attaché, mettez dans l'eau un peu de potasse ou d'huile de vitriol. Ne mangez pas dans l'endroit où vous travaillez, à moins que l'air n'y soit aussi pur que dehors.

Les professions sédentaires et qui ne peuvent s'exercer que dans des ateliers resserrés, humides et privés d'air suffisant, sont celles qui ont la plus fâcheuse influence sur la santé.

Le battage et l'épluchage du coton, le nettoyage du chanvre et du lin, tout ce qui donne lieu à un dégagement de poussière dans des ateliers fermés, peut devenir la cause de graves accidents, parce que la poussière, entraînée par inspiration, irrite les poumons.

Il faut autant que possible établir des courants d'air et travailler le côté au vent. Une boisson rafraîchissante, préparée avec une petite cuillerée à café d'acide tartrique et autant de bi-carbonate de soude, débarrasserait la gorge.

A tous les ouvriers que leur état retient enfermés, il faudrait deux ou trois heures de travail au grand air; cela n'étant pas possible, ils devraient au moins rester une heure dehors.

Les ouvriers qui travaillent le mercure, le cuivre, le plomb, l'arsenic, la céruse, doivent prendre encore plus de précautions, parce qu'ils peuvent s'empoisonner.

Les travaux de la campagne, quoique plus pénibles qu'à la ville, sont moins nuisibles. D'un autre côté, l'ouvrier de la campagne est plus réservé dans ses plaisirs, moins surexcité dans ses passions, et quoique gagnant moins, il économise davantage.

L'ouvrier des villes ne pourrait-il économiser aussi ? Pour cela il lui faudrait plus de prévoyance pour les temps de chômage et surtout plus de régularité dans ses rapports de famille.

La vie est plus longue et plus assurée aujourd'hui qu'autrefois ; elle le sera encore davantage lorsque chacun comprendra toute l'importance d'un genre de vie en rapport avec ses besoins, et suivra les conseils mis à notre disposition par la science et l'expérience.

III. — De la Nourriture. — Des Vêtements. — Des Soins de Propreté. — Des Habitations.

DE LA NOURRITURE; ALIMENTS.

La nourriture, selon qu'elle est bonne ou mauvaise, a une influence qui se révèle à tous les âges, chez tous les individus et dans toutes les conditions.

Tout aliment, contenant peu ou point de matière nourrissante, doit être rejeté comme malfaisant ou au moins inutile. C'est surtout dans la convalescence et à la suite d'une indisposition qu'il est important de ne pas fatiguer l'estomac.

La qualité des aliments dépend beaucoup de leur préparation et varie selon les individus qui en font usage

Ayez des repas réglés; c'est une bonne habitude; en ne faisant point d'excès on est toujours sûr d'avoir bon appétit. Faites au moins trois repas par jour, si vous vous livrez à un travail fatigant.

Tout ouvrier ne devrait pas sortir de chez lui sans avoir mangé la soupe; avec cette précaution, en hiver, il bravera le froid sans souffrir.

Le pain, étant la partie principale du repas, doit être de bonne qualité. Celui de froment est le meilleur; cependant, mêlé à un peu de seigle, il est également bon et sèche moins. Le maïs fournit un pain plus nourrissant et plus agréable que celui d'orge.

Pour être bien fait, le pain demande certaines précautions qu'on ne prend pas toujours; il est dur, serré et ne trempe pas bien à la soupe. Un peu de sel lui donne un goût agréable.

Si, quoique bien fait, il est lourd et plat, la farine a été falsifiée. Tous ceux qui ont écrasé dans leur bouche des grains de blé ont dû remarquer qu'une partie molle, coriace, élastique, ne s'en allait pas avec la salive, c'est le gluten, sans lequel il est impossible de faire du bon pain.

Les haricots, le riz, la fécule de pomme de terre, ne peuvent faire du pain, à moins qu'ils ne soient mélangés dans la proportion de vingt à trente kilogrammes sur cent de bonne farine.

Le son contient beaucoup de matières nutritives qu'on rejette à tort, pour avoir un pain plus blanc; cependant le pain blanc convient mieux à l'estomac des vieillards, des convalescents et des personnes qui ne font rien.

La viande est le meilleur aliment pour celui qui travaille; très-nourrissante, sous un petit volume, elle charge moins l'estomac et répare mieux nos forces.

Si le régime maigre ne convient pas, il ne faut pas non plus toujours manger gras. La continuation du même régime amène le dégoût et échauffe. Variez la nourriture autant que possible.

Il est difficile de classer les aliments d'après leur plus ou moins facile digestion; telle viande digère bien chez l'un et fait du mal à l'autre; ou bien encore, indigeste aujourd'hui, elle sera légère demain.

Les meilleures viandes sont : le bœuf, le mouton, le veau, pourvu qu'il soit assez vieux, le dinde, le porc ; ce dernier est plus lourd pour les personnes oisives. Rôties, elles sont plus échauffantes, mais elles donnent à nos forces une énergie considérable.

Pour les convalescents et les gens faibles, les poissons, les viandes blanches, le jeune veau, le poulet, sont préférables.

La viande trop faite et qui sent mauvais fait du mal. On lui fait perdre ce mauvais goût tout en la rendant meilleure, en la mettant bouillir un instant dans de l'eau et en y ajoutant, au moment de la retirer, un peu de braise allumée.

Le porc est d'une grande ressource pour un ménage ; il serait à désirer que ceux qui n'ont pas ce qu'il faut pour en élever pussent en acheter un gras tous les ans. Quoique lourde, sa viande ne fait jamais de mal à l'homme robuste ; c'est donc à tort qu'on la défend dans les épidémies.

Le bon bouillon gras est nutritif, agréable et facile à digérer. C'est un malheur si la famille ne peut manger la soupe grasse au moins une fois par jour.

Les œufs nourrissent bien et sont d'une facile digestion, pourvu qu'on ne les mange pas durs. Ils ne font jamais de mal et n'échauffent pas, comme on le croit généralement.

Le lait est un aliment doux et agréable ; cependant une nourriture composée exclusivement de laitage, n'est bonne que pour les personnes qui ne font rien et ne convient pas aux enfants faibles, gros et scrofuleux.

Les légumes sont une grande ressource pour les familles peu aisées ; les pommes de terre, les haricots, les pois, les lentilles, arrangés en bouillie ou purée, sont très-nourrissants.

Les carottes, les betteraves, les navets, les oignons sont également nourrissants. On conserve le chou sous le nom de choucroûte, en le faisant fermenter avec force sel. Le cresson, la laitue cuite, les asperges, la chicorée, renferment peu de matières nutritives; ils conviennent dans la convalescence.

Les fruits, en parfaite maturité, ne font jamais de mal ; quelques-uns, par leur composition, font l'office de légers purgatifs en agissant naturellement sur les intestins, ce sont : les raisins, les cerises, les prunes, les pruneaux. Ils ont aussi l'avantage de réveiller l'appétit et de rendre les digestions plus faciles.

Le sel est non-seulement un besoin à cause de son influence excitante sur l'appareil digestif et par le goût agréable qu'il donne aux mets, mais encore comme aliment.

L'ail, l'oignon, l'échalotte, les ciboules ont une utilité incontestable dans les pays marécageux, humides et fiévreux.

Le poivre, la canelle, les clous de girofles, et tous les épices, ont plutôt un effet nuisible qu'utile. Le vinaigre doit être employé avec ménagement ; ne le buvez jamais pur, il use l'estomac.

La plupart des substances qui servent à notre nourrriture se conserveraient bien si on les mettait à l'abri du contact de l'air, ou si on les privait, de l'eau qu'ils contiennent.

On conserve les pois, les haricots verts et les fruits, en les enfermant dans des vases et en les chauffant à l'eau bouillante ; les œufs, en les mettant dans l'eau de chaux ou dans de la petite braise; les légumes, en les faisant dessécher de manière à perdre toute leur eau de végétation ; les viandes, en les salant.

BOISSONS.

L'eau pour être bonne et potable doit avoir une saveur franche, sans arrière-goût; elle doit être claire, fraîche et bien aérée ; elle doit bien mousser avec le savon et bien cuire les légumes.

L'eau de puits est la plus mauvaise; elle est ordinairement dure, elle ne savonne pas et cuit mal les légumes. L'eau de mare, quoique regardée comme mauvaise, vaut mieux et n'a pas les inconvénients qu'on lui attribne, si on la fait passer à travers une couche de sable ou de charbon.

Pour que l'eau désaltère bien, il faut qu'elle soit plus froide que n'est l'intérieur de notre corps ; bue trop froide elle cause de graves accidents ; beaucoup de pleurésies viennent de ce qu'on a bu de l'eau trop froide, ayant chaud.

L'eau est la boisson par excellence ; elle aide la digestion et n'excite pas comme les boissons alcooliques. Les personnes fortes, bilieuses s'en trouvent bien.

Le vin, pris modérément, convient aux individus

faibles, à ceux qui habitent des contrées humides, et surtout à l'homme qui travaille beaucoup.

Quoique l'eau-de-vie, bue en petite quantité, ne soit pas malfaisante pour l'homme, c'est une mauvaise boisson, par ce qu'elle donne plus facilement lieu à des excès. Il devrait être défendu à tous les débitants d'en donner à des enfants au-dessous de quinze ans.

L'absinthe, le vermouth et autres liqueurs semblables, beaucoup trop fortes, devraient être défendues comme étant préjudiciables à la santé.

Il ne serait pas sans danger de priver tout-à-coup un ivrogne de boire ; cette habitude n'est pas facile à perdre ; c'est avant de la prendre qu'il faut en prévoir les suites. On a guéri quelques ivrognes par le dégoût, en imprégnant d'alcool tous leurs aliments. D'autres l'ont été par l'énergie morale et par la ferme volonté d'atteindre à un noble but, de tenir à la parole donnée, d'économiser pour les besoins de la famille.

L'homme, en état complet d'ivresse, ne doit pas être abandonné à lui-même, il pourrait mourir. Dans l'ivresse commençante, dix-huit à vingt gouttes d'alcali dans un verre d'eau, ou mieux trois cuillerées à bouche de vinaigre, dans trois demi verres d'eau, suffisent pour la dissiper.

Dans les grandes villes, on falsifie le vin en y ajoutant de l'alcool, de l'eau et une matière colorante ; d'autres fois même de la litharge ; cette dernière fraude, plus coupable parce que ce sel de plomb est un poison, n'est plus guère employée.

Le cidre est une boisson agréable, si, en écrasant les pommes, on y ajoute de l'eau en quantité suffisante; il est toujours plus doux que le cidre coupé avec de l'eau lorsqu'il est paré; il remplace avantageusement le vin.

La bière est rafraîchissante et fait rarement mal; dans le nord de la France, on la boit en mangeant. L'abus la rend nuisible.

Pour beaucoup d'ouvriers, ces boissons sont du luxe. Voici la recette d'une boisson saine et peu coûteuse : Racine de réglise, trois kilogrammes, versez dessus six litres d'eau bouillante, faites infuser ensuite cinq cents grammes de houblon dans six litres d'eau, après vingt-quatre heures, passez et ajoutez quatre cent cinquante litres d'eau froide (*Duboys de Limoges*).

Le thé donne, par son infusion, une boisson d'une saveur agréable et qui n'a pas les mêmes inconvénients que le café; pris comme boisson d'agrément, il agite certaines personnes; pris dans beaucoup d'indispositions, il ne fait que du bien.

C'est le meilleur stimulant des forces digestives; la grande consommation qui s'en fait dans les villes se propage dans les campagnes où on commence à en reconnaître les bons effets.

Il faut le prendre dans les indigestions, les maux de cœur, les fatigues. Il convient aux personnes grasses et qui digèrent mal. On prétend qu'il peut faire perdre le goût de la boisson aux ivrognes.

Tous les thés n'ont pas la même qualité; le vert est le plus mauvais, c'est le rebut des autres : il agite davantage.

L'infusion se fait en jetant dans une cafetière

d'eau bouillante, de la contenance d'un verre ordinaire, plein un dé à coudre de thé. On retire du feu, on laisse infuser dix minutes et on boit très-chaud, après avoir passé et sucré à volonté.

Le café, chez beaucoup de personnes, trouble la digestion au lieu de l'activer. Il n'est bon que que dans les cas où il faut relever les forces ; la ration de café soutient le soldat. Il est bon encore dans les pays marécageux et malsains.

Ne le prenez jamais dans le but de vous empêcher de dormir et encore moins pour vous procurer des jouissances imaginaires ; l'habitude ne serait pas sans danger.

Le café passe pour être nourrissant; des ouvriers on pu s'en nourrir exclusivement. Pour quelques femmes nerveuses et sujettes à des constipations, il est certain que le café au lait a des inconvéments ; que la femme mange la soupe à déjeuner, avec son mari et ses enfants, c'est encore la nourriture qui lui convient le mieux.

Le chocolat, quoiqu'un peu lourd, convient aux femmes irritables et aux enfants. Le bon chocolat ne doit pas épaissir en cuisant ; s'il épaissit il contient de la fécule.

DES VÊTEMENTS.

L'habillement doit varier suivant les âges, les saisons, l'état de santé et les contrées qu'on habite.

Les vêtements de laine sont plus chauds que ceux de lin ou de chanvre, parce qu'ils s'opposent au passage de l'air froid et qu'ils retiennent la chaleur du corps. Le coton tient le milieu entre la laine et la toile.

Les vêtements en caoutchouc, ou tout autre tissu imperméable à la pluie, sont mauvais, parce qu'ils s'opposent au passage de la transpiration.

Les enfants supportent bien le froid. Ne les couvrez pas trop ; les lainages ne valent rien pour eux ; la flanelle, en retenant la sueur, entretient leur peau toujours humide. Ils s'élèvent alors mous et délicats.

Leurs habits doivent être de toile ou de coton et asssez larges pour ne pas gêner leurs mouvements. Ne mettez pas de bretelles au petit garçon ; attachez le pantalon au gilet.

Le costume des jeunes filles, jusqu'à l'âge de vingt ans, doit être large pour ne gêner en rien le développement de leurs formes et de leur taille. Une robe sans taille, avec une ceinture lâche, est le vêtement le plus commode et le meilleur.

Le corset à busc, considéré comme nécessaire pour soutenir la taille, produit un effet tout contraire ; il augmente les défauts en les cachant.

Jusqu'à quinze ans, la jeune fille ne devrait porter aucun corset, à moins qu'il ne soit d'un tissu élastique et sans baleines, ni lames d'acier. Beaucoup ont la mauvaise habitude de se servir pour jarretières de rubans étroits qu'elles serrent fortement. Pour éviter tout danger on devrait les attacher au-dessus du genou.

Il faut au vieillard affaibli et ne travaillant plus des vêtements de laine pour le mettre à l'abri du froid et de l'humidité. Le gilet de flanelle, porté sur la peau, entretient une chaleur à peu près égale et a en outre l'avantage d'exciter une légère irritation nécessaire à cet âge.

Que le vieillard porte le caleçon et le gilet tous les deux en flanelle, le gilet sous la chemise bien entendu. Les personnes faibles, malades ou convalescentes doivent également faire usage de flanelle. Il faut que ces vêtements soient lavés au moins une fois toutes les semaines.

Pour l'ouvrier robuste, habitué au travail, ces précautions sont inutiles ; pour lui la toile vaut mieux, l'air y circule plus librement, et on la débarrasse facilement des matières qui la salissent.

Changez de linge souvent, il se fatiguera moins; les vêtements pleins de crasse et de poussière sont malsains et occasionnent souvent des maladies de peau.

La blouse sert à la fois de manteau et de vêtement de fatigue ; quoique légère, elle abrite bien. C'est un des vêtements les plus commodes et les plus propres, parce qu'il se nettoie facilement.

Que la femme ne se laisse pas dominer par la mode; qu'elle ne reste jamais décolletée ; qu'elle se souvienne que les suppressions sont inévitables avec ses imprudences.

Le chapeau des hommes est la coiffure la plus incommode qu'on puisse imaginer ; il comprime la tête et l'engourdit. Les coiffures qui ne laissent pas passer l'air, telles que celles de laine ou de caoutchouc, ne valent rien non plus.

Il faut que l'air puisse circuler autour de la tête, si l'on veut éviter les maux de tête et les congestions. C'est même une bonne précaution que d'ôter son chapeau de temps en temps.

La coiffure la plus commode est la casquette pour l'hiver, le chapeau de paille pour l'été. Le bonnet de coton est trop chaud et ne convient qu'aux vieillards et aux malades

La cravate nuit pour le travail ; trop serrée, elle gêne la respiration et la circulation, et, si par malheur on l'ôte, étant en sueur, le mal de gorge est immanquable. Il faut la porter étroite et lâche; point de cols empesés, point de cravates larges et raides.

Les sabots sont la meilleure des chaussures en hiver : on peut résister au froid, pourvu qu'on ait les pieds secs. Ne restez jamais l'hiver les pieds sur la pierre ou dans l'humidité, avec des chaussons ou de petits souliers.

Les souliers trop étroits sont la cause des cors et durillons; ils déforment aussi les doigts de pieds en les faisant monter les uns sur les autres. Les talons des bottes ou des souliers ne doivent pas être trop élevés, ils occasionnent des entorses toujours douloureuses.

Les bas de laine ne sont bons que pour les vieillards et ceux qui ne font rien. Si peu que la transpiration soit abondante, les pieds sont toujours mouillés.

DES SOINS DE PROPRETÉ.

Beaucoup de gens croient que la propreté ne sert à rien, c'est une erreur ; pour dire cela il il faut ignorer complètement les fonctions importantes que remplit la peau.

Les enfants demandent beaucoup de soins. Lavez-leur la tête et la figure tous les jours, avec un peu d'eau tiède; ôtez la crasse qui empêche les cheveux de pousser ; il n'y a aucun danger. Peignez-les aussi tous les jours, détruisez les poux ; c'est une erreur de croire qu'ils sont nécessaire à la santé.

Tous les matins, dans la première année, lavez-les par tout le corps, plus tard, toutes les semaines; lavez-leur les mains et la figure tous les jours; faites-leur prendre un bain une fois par mois.

L'homme doit également se laver les mains et et la figure tous les matins; il doit en même temps se peigner et se nettoyer la tête.

Les bains d'eau tiède, pour l'ouvrier des villes sont de la plus grande utilité. La peau, au moyen de petits trous imperceptibles, laisse passer une transpiration nécessaire à la santé ; si la crasse et la poussière bouchent ces petits trous elle ne peut avoir lieu, et les organes intérieurs en souffrent au point de donner lieu à des maladies.

Ils sont surtout indispensables à ceux qui sont constamment au milieu d'une poussière irritante et souvent dangereuse, qui pénètre à l'intérieur et obstrue les pores de la peau.

Toutes les semaines au moins il faudrait prendre un bain : la dépense sera peu de chose, une fois que des établissements publics de bains seront organisés partout, comme ils le sont déjà dans beaucoup de grandes villes.

Dans l'été, les bains à la rivière, sont fortifiants, pourvu qu'on ne se baigne qu'une fois ou deux par semaine ; n'y restez pas trop longtemps et retirez-vous lorsque le froid vous prend.

Ne vous mettez à l'eau que trois heures après avoir mangé. En entrant, à moins que vous ne vous y jetiez tout-à-coup, ayez soin d'en jeter un peu sur votre figure et sur vos épaules. Aussitôt sorti de l'eau, essuyez-vous et habillez-vous.

N'allez jamais vous baigner seul ; une indisposition subite, une indigestion, peut vous prendre et vous seriez sans secours.

Les bains froids ne sont contraires qu'aux personnes qui ont des battements de cœur ou qui sont sujettes aux étourdissements et aux crachements de sang.

L'ouvrier de la campagne se passera plus facilement de bains, s'il change de linge souvent ; la sueur abondante nettoie le corps.

La propreté est une vertu, surtout pour la femme. L'homme partant dès le matin pour ses travaux, les soins du ménage retombent sur la femme ; c'est à elle surtout que devra s'adresser le reproche de malpropreté.

Mais, pour que le reproche soit mérité, il faut la laisser chez elle : si elle est forcée de travailler dehors toute la journée son ménage en souffrira.

Ouvrez dès le matin les fenêtres des chambres à coucher ; cette précaution est nécessaire pour chasser le mauvais air. Mettez les draps et matelas dehors, au moins une fois par semaine, Changez de draps tous les mois.

A force de vouloir faire son lit propre et joli, la femme vient à le rendre mauvais pour la santé. Trop mou, il échauffe et affaiblit par les sueurs abondantes qu'il occasionne, et les digestions deviennent plus pénibles. Le crin vaut mieux que la plume et son mélange avec le coton forme un bon coucher.

Le linge de corps, aussitôt quitté doit être lavé; si vous le laissez dans la crasse, il sent mauvais, se pourrit et ne se nettoie jamais bien.

Rien n'ôte l'appétit, lorsqu'on se met à table, comme la malpropreté; dans certains cas, le dégoût est tel qu'on ne pourrait manger sans s'exposer à une indigestion.

La femme ne doit se mettre à préparer les repas qu'après s'être coiffée et après avoir lavé ses mains et sa figure.

Les vases de cuivre, casseroles, chaudières, etc., s'ils ne sont pas bien étamés, sont la cause d'empoisonnements toujours graves et, comme on ne peut répondre d'une négligence, il vaut mieux ne pas s'en servir. Avec la graisse et le vinaigre, le vert-de-gris se forme promptement; aussi faut-il en retirer les mets encore chauds.

La terre cuite, le grès, la faïence, la porcelaine, le fer devraient se trouver seuls dans le ménage; ils sont sans danger.

Ne faites jamais coucher un étranger dans votre lit; c'est ainsi qu'on attrape de la vermine et qu'on gagne la gale et d'autres maladies.

Ne vous servez, dans aucun cas, des draps ou a couché un étranger sans les laver.

Une foule de petits soins de propreté négligés, peuvent devenir la cause de beaucoup d'infirmités. Nettoyez vos oreilles de temps en temps ; la matière jaune qui s'y forme vous rendrait sourd en se durcissant.

Il ne faudrait pas beaucoup de temps pour se nettoyer la bouche tous les matins et même après les repas. En mettant dans un peu d'eau quelques gouttes de vinaigre ou d'eau-de-vie on éviterait le scorbut.

En prenaut ces précautions, les deuts se gâteraient moins et ne se déchausseriaent pas, les gencives ne seraient pas enflammées et malades, la bouche ne sentirait pas mauvais.

Lorsque les dents sont gâtées tout-à-fait, faites-les arracher. Dans le commencement, faites-les cautériser avec le nitrate acide de mercure, la carie sarrêtera. Pour calmer les douleurs, la créosote est le meilleur moyen ; n'en usez guère.

Il ne suffit pas d'ouvrir les fenêtres pour rendre sain un appartement où il est mort quelqu'un, il faut l'arroser en outre de chlorure d'oxide de sodium ou d'eau de chaux. En temps d'épidémie, il faut prendre la même précaution.

Les écuries et étables, après la mort des bestiaux, seront assainis de la même manière et même avec plus de précautions, s'ils sont morts de maladies contagieuses. Des fumigations avec le manganèse, l'acide sulfurique et le sel sont alors nécessaires. En temps d'épidémie, c'est encore un préservatif puissant.

DES HABITATIONS.

Pour vivre, il faut de l'air pur et en grande quantité. Cette vérité doit faire comprendre l'importance des logement bien disposés.

Une nombreuse famille ne peut, sans danger, rester huit à dix heures enfermée dans une chambre petite et peu aérée, et cela à part les maladies contagieuses qui peuvent survenir et que l'encombrement rend plus meurtrières.

L'ouvrier de la ville loue son logement, le plus souvent sans s'inquiéter s'il remplit les conditions de salubrité nécessaires; il va au bon marché. Il ne sait pas que, pour une économie de quelques francs, il s'expose à rendre malade toute sa famille.

On dit : Je suis dans une chambre regardée comme malsaine et je n'en souffre pas. C'est une erreur. Si l'action d'une mauvaise influence n'est pas sensible tout-à-coup, répétée tous les jours, elle ruine la santé la plus robuste.

Occupez-vous, dans le choix de votre logement, plutôt des conditions de bien-être que du luxe. Examinez s'il est sec et bien exposé, si les plafonds sont élevés, si les fenêtres sont assez nombreuses, assez grandes et si elles donnent sur la rue ou sur une cour assez spacieuse pour que le soleil puisse y arriver.

Que les propriétaires, qui font bâtir des logements, sacrifient un peu leur intérêt en pensant aux familles pauvres et nombreuses qui viendront habiter ces maisons.

Les maisons sont, en général, trop élevées et les cours trop étroites : ce qui est cause que les rez-de-chaussés ne sont pas aussi sains que les étages supérieurs, surtout s'ils ne sont pas élevés au-dessus du sol et sur une cave.

Il faut que la cuisine soit séparée des chambres à coucher, que les fourneaux soient sous une voûte communiquant, au moyen d'un tuyau, avec la cheminée, que les lieux d'aisances soient isolés des appartements, en laissant un vide entre les murs et le tuyau.

Rien ne serait plus facile que de se loger sainement à la campagne ; mais là chacun est son architecte et souvent son maçon ; aussi ces habitations se ressentent-elles des caprices plus ou moins bizarres de leurs propriétaires.

On voit des maisons avec des ouvertures trop petites, des portes mal closes et mal placées, souvent pas de cheminées ou alors elles sont trop creuses, absorbent la chaleur, au lieu de la répanpandre dans la chambre et fument presque toujours.

Placez la façade au levant ou au midi autant que possible : ayez soin que le carrelage soit à un pied au moins au-dessus du sol et sur une cave. Tout autour des murs et à l'extérieur, creusez un petit fossé pour l'écoulement des eaux.

Eloignez de votre demeure les eaux de fumier et les eaux croupies : rien n'est dégoûtant et malsain comme ces flaques d'eau qui séjournent devant la porte et les croisées.

A la campagne, au milieu des grandes cours plantées d'arbres, les fumiers et les eaux stagnantes n'ont pas le même inconvénient qu'à la ville, où les cours sont étroites et les murs élevés.

Les eaux de fumier ne sont pas aussi pernicieuses qu'on l'a cru. Les marais, les étangs désséchés sont plus dangereux, parce que, pendant la sècheresse, il reste sur le sol des débris d'animaux et de plantes ; ce qui occasione des épidémies, souvent des fièvres intermittentes.

Les incendies sont, souvent, le résultat d'une imprudence. Ne vous couchez jamais sans faire une ronde dans les bâtiments où l'on va avec de la lumière. Ne laissez jamais fumer dans les bâtiments où il y a de la paille ou même du bois.

Abandonnez les couvertures en paille; une flammèche de cheminée, tombant sur de la paille sèche, l'enflammera inévitablement. Elles offrent aussi trop de facilité à la malveillance.

Ne couchez dans une maison neuve, que six mois après son achèvement, dans les chambres peintes, qu'au bout d'un mois. Rien n'est plus malsain que d'y loger trop tôt.

L'ameublement doit être simple et propre pour éviter la vermine et les insectes.

Les alcôves devraient être supprimées; l'air vicié, par la respiration, ne peut s'y renouveler. Les rideaux de lit doivent être ouverts pendant la nuit ou au moins entr'ouverts.

C'est surtout pendant la nuit que nous avons

besoin de beaucoup d'air ; les portes étant bien closes, il ne peut pénétrer. Pour cette raison les chambres à coucher ne doivent contenir ni fleurs, ni fruits, ni odeurs qui puissent l'altérer.

Répétons ici ce conseil : Point de lampes, point de feu dans les poêles, point d'animaux dans les chambres à coucher pendant la nuit. Ce sont des causes de viciation de l'air.

Ne faites jamais coucher de chiens ni de chats dans votre chambre.

Si les bergers et les charretiers couchent avec leurs bestiaux sans inconvénient, c'est que des forts courants d'air sont établis dans ces écuries.

Les chambres basses, humides et peu aérées doivent être chauffées par les temps froids et humides. Les cheminées sont préférables aux poêles ; elles chauffent moins, mais la chaleur est plus douce et plus saine.

Le poêle, donnant plus de chaleur, tout en brûlant moins de bois, se trouve dans beaucoup de ménages peu aisés. Prenez les précautions suivantes : Ne poussez pas le feu trop fort ; entr'autres inconvénients, vous pourriez en sortant gagner un bon rhume, ou quelque chose de pis. Pratiquez une petite ouverture pour avoir de l'air à volonté. Ayez soin de laisser dessus un vase toujours plein d'eau. Ne fermez jamais la clé du poêle en vous couchant pour garder de la chaleur.

Ne mettez jamais de braise allumée dans votre chambre, à moins qu'elle ne soit placée sous une cheminée.

Beaucoup de gens mépriseront peut-être ces

précautions. Ils couchent disent-ils, dehors ou dans les greniers en été et ne s'en trouvent pas plus mal. C'est une habitude qui n'est pas sans danger; quoique fort et robuste, on ne doit ni s'exposer à l'air froid pendant toute une nuit, ni coucher sur du foin en fermentation.

Les ouvriers paresseux qui dorment sur l'herbe des fossés peuvent être tués par un coup de soleil, surtout quand ils sont ivres, et dans tous les cas, ils prennent des rhumatismes qui feront le tourment de leur vieillesse.

MÉDECINE DES ACCIDENTS. [1]

ABCÈS. L'excès de fatigue, une piqûre, une contusion, etc., peut produire l'abcès, mal toujours grave s'il n'est soigné à temps; s'il occupe la gorge, les reins, il est dangereux et les soins du médecin sont indispensables. En attendant, adoucissez par des cataplasmes de farine de lin.

ASPHYXIE PAR IMMERSION. Ne suspendez point le noyé par les pieds. Couchez-le sur le côté en faisant sortir l'eau de la bouche. Frictionnez le corps sans vous décourager, avec des tampons de laine, réchauffez avec des fers, des linges appliqués presque brûlants, frappez dans les mains; enfin, faites entrer de l'air dans les poumons en pressant les côtés et par mouvements alternatifs imitant ceux de la respiration. Mettez un flacon d'éther ou de vinaigre sous le nez, et provoquez les vomissements en châtouillant le fond du gosier avec les barbes d'une plume.

[1] Ce chapitre ne contient que quelques questions qui n'ont point trouvé place dans les précédents.

Dans l'asphyxie par le gaz, on opère de même et au grand air, en lavant le visage avec de l'eau vinaigrée.

ASPHYXIE PAR STRANGULATION. *Pour les pendus comme pour les noyés, n'attendez pas l'arrivée de la justice.* Délivrez le malheureux et agissez comme ci-dessus en attendant le médecin.

Ne descendez pas dans les caves, les fosses d'aisance, les égoûts, sans vous assurer qu'une chandelle peut y rester allumée. Et encore faut-il, dans certains cas, se tenir en garde contre l'explosion des gaz inflammables. Ne jetez, dans les lieux d'aisance, ni eau de savon, ni eaux ménagères, ni bouts de cigares allumés, des explosions terribles en ont été la suite.

BRULURES. Le danger des brûlures est en raison de leur profondeur. La douleur qui suit cause des accidents nerveux et peut amener la mort, surtout chez les enfants. On mettra d'abord sur la brûlure tout ce qu'on trouvera de froid : de l'eau, de la glace, de l'éther, en rafraîchissant souvent les compresses. Le charbon de peuplier, pilé en couche épaisse et maintenu par de la ouate, ou celle-ci seule en couche épaisse, empêche *le contact de l'air* et calme la douleur. Pour les brûlures sans gravité, le cérat saturné suffit. Après les brûlures par les acides, il faut laver promptement avec de l'eau de savon ou de cendre de bois ; par la chaux ou la potasse, avec de l'eau vinaigrée.

Les robes légères empesées dans l'eau d'alun, qui coûte peu, ne seraient pas inflammables.

Il est souvent imprudent de rouler dans ses vêtements la personne qui brûle. Il faut surtout rouler la partie enflammée à distance du corps soit en écartant, soit en déchirant ce qui brûle, soit en glissant une étoffe épaisse (couverture, redingote), entre le corps et les robes en feu. Dans tous les cas, il faut rester en place, la fuite activant le feu.

CHUTES. Si l'on peut tomber sur les pieds, il faut se garder de poser les talons à terre et faire un ressaut pour prévenir une trop grande commotion au cerveau. S'il n'y a pas de blessure apparente, il faut être très-attentif aux douleurs internes. Ce sont les plus dangereuses. Le médecin doit être appelé. Une saignée est presque toujours nécessaire.

CONTUSIONS. Appliquez des compresses d'eau froide en maintenant la partie blessée aussi fraîche que le reste du corps. Laissez saigner longtemps, extirpez les corps étrangers s'il y en a avant d'appliquer un bandage. Si le sang est lancé par petits jets continus, il faut lier l'artère. En attendant l'homme de l'art, tamponnez avec l'amadou, la charpie.

EMPOISONNEMENT. Indisposition subite après le repas, âcreté et chaleur à la bouche, oppression, nausées. Il faut sans retard exciter les vomissements et faire boire en quantité de l'eau vinaigrée, du lait, de l'eau contenant 4 blancs d'œuf battus par litre. Une soupe épaisse convient à ceux qui auraient avalé des éclats de verre.

ENTORSES ET FOULURES. Faites tomber de l'eau

froide pendant deux heures sur le mal, puis mettez des compresses d'eau-de-vie camphrée et d'eau blanche. Repos absolu jusqu'à entière guérison si l'on ne veut être estropié.

Piqures. On doit retirer tout corps étrangers de la plaie et calmer l'inflammation par des adoucissants pour éviter un panaris. Si l'irritation est vive, il peut y avoir empoisonnement, on doit appeler le médecin.

Les blessures faites par déchirement ou arrachement veulent du repos, de la propreté et des soins pour empêcher le pus de se former.

Précautions en temps d'épidémie. Retenez bien ceci : Les maladies épidémiques telles que la fièvre typhoïde, le choléra, ne sont pas contagieuses.

Vous pouvez sans danger soigner les malades, comme c'est votre devoir, si vous avez soin de vous bien nourrir et de changer d'air, de vous laver et de tenir le malade proprement. C'est contre les causes d'insalubrité qu'il faut vous mettre en garde ; car là est le véritable danger. Propreté rigoureuse, aération, sobriété et régularité en tout, calme d'esprit et confiance en la Providence, voilà les préservatifs. Pas de drogues sans ordonnance, pas de médication anticipée. Diète, repos et attente en cas de malaise. Tel abus, telle négligence peu nuisibles en temps ordinaire, ont des suites fatales en temps d'épidémie. Éloignez les immondices, les eaux croupissantes, les souliers et les vêtements puants.

Évitez l'encombrement des personnes, préservez-vous du froid et de l'humidité, observez, en un mot, les règles de l'hygiène plus strictement qu'en aucun temps, et rappelez-vous que *la guérison dépend beaucoup des soins donnés à propos*. La nature veut être secondée.

Professions. Les accidents sont plus fréquents chez les ouvriers employés près des machines, avec lesquelles ils se familiarisent jusqu'à l'imprudence, malgré les conseils et les terribles exemples qu'ils ont souvent sous les yeux.

Les accidents sont plus lents chez ceux qui travaillent des matières chimiques, mais ils sont dangereux si l'on n'y remédie à temps et si l'on ne prend les précautions indiquées ci-dessus. On préviendra la toux, l'asthme, la phthisie, les coliques, en aérant et en se couvrant bien avant de sortir des laboratoires, des ateliers, des filatures, ou après un travail pénible en temps froid et pluvieux.

La rupture des vaisseaux, les descentes, les crachements de sang, seront évités si les ouvriers n'ont pas le sot amour-propre de prendre des charges excessives gênant la respiration, et si, en cas d'accident, ils osent déclarer leur mal.

Les fièvres inflammatoires seront plus rares si, après un travail excessif, on ne se couche ni sur la terre humide, ni à l'air froid.

La courbature, suite de travaux pénibles, sera promptement guérie par des bains et un repos absolu. La courbature accompagnée de violents maux de tête, indique le commencement d'une maladie qui pourrait être grave. Repos et diète.

Rage. Liez, si vous le pouvez, au-dessus du membre atteint. Faites saigner la plaie abondamment en pressant alentour, et cautérisez profondément avec un alcali ou un fer rouge. On a guéri de la rage par les bains de vapeur, par l'iodure de potassium. Ces soins regardent le médecin.

Sachez bien qu'un chien peut-être enragé et bo de l'eau, faire quelques caresses à son maître. Ten vous à distance d'un chien qui n'a plus ses allures bituelles et paraît inquiet, surtout par les gran chaleurs et les grands froids.

Après une piqûre de vipère, il faut aussi opérer sa retard, une ligature au-dessus de la plaie et cautéris On a vu la mort suivre de près quelques piqûres d beilles. Il est prudent d'arrêter l'enflûre par l'amm niaque ou quelques gouttes d'alcali, ou d'eau de faute de mieux.

Toute piqûre d'insecte, si elle est douloureuse et d'a pect livide, réclame des soins immédiats.

On a le tort à la campagne de laisser des anima en putréfaction à la portée des mouches, qui transp tent sur les personnes les germes de la mort.

Surdité. Un courant d'air froid, lorsqu'on est transpiration, produit souvent une surdité qui persis si l'on néglige d'enlever des oreilles le cérumen q s'y est épaissi. De petits tampons en coton, imprégn d'huile et roulés dans l'oreille avec précaution, suff sent.

Varices. Les varices viennent aux jambes des pe sonnes qui portent des jarretières trop serrées, tr vaillent debout trop longtemps ou à l'humidité. Ell peuvent s'enflammer et s'ulcérer. Employez des ban dages roulés ou des bas élastiques.

Il faut nous arrêter ici, chers lecteurs. Ce petit livr quoique bien modeste et bien incomplet, contien vous le voyez, beaucoup de conseils utiles. Mettez-le en pratique pour vous, pour votre famille, pour vo amis, et vous serez plus heureux. C'est toute la récom pense que j'ai ambitionnée en travaillant pour vou

FIN.

LILLE, IMP. HORREMANS.

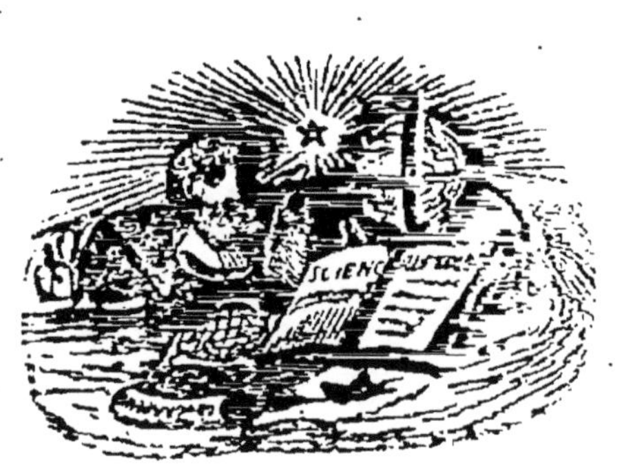

LILLE, IMP. HOREMANS.

www.ingramcontent.com/pod-product-compliance
Ingram Content Group UK Ltd.
Pitfield, Milton Keynes, MK11 3LW, UK
UKHW020346250726
13967UKWH00005B/2136